BEI GRIN MACHT SICH IHR
WISSEN BEZAHLT

- Wir veröffentlichen Ihre Hausarbeit,
  Bachelor- und Masterarbeit

- Ihr eigenes eBook und Buch -
  weltweit in allen wichtigen Shops

- Verdienen Sie an jedem Verkauf

Jetzt bei www.GRIN.com hochladen
und kostenlos publizieren

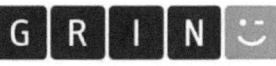

Bibliografische Information der Deutschen Nationalbibliothek:

Die Deutsche Bibliothek verzeichnet diese Publikation in der Deutschen National-bibliografie; detaillierte bibliografische Daten sind im Internet über http://dnb.d-nb.de/ abrufbar.

Impressum:

Copyright © 2018 GRIN Verlag
Druck und Bindung: Books on Demand GmbH, Norderstedt Germany
ISBN: 9783668834637

Dieses Buch bei GRIN:

https://www.grin.com/document/444654

Thomas Neufert

Deskription des Stressphänomens und dessen Effekte auf den menschlichen Körper anhand von Stressmodellen

GRIN Verlag

GRIN - Your knowledge has value

Der GRIN Verlag publiziert seit 1998 wissenschaftliche Arbeiten von Studenten, Hochschullehrern und anderen Akademikern als eBook und gedrucktes Buch. Die Verlagswebsite www.grin.com ist die ideale Plattform zur Veröffentlichung von Hausarbeiten, Abschlussarbeiten, wissenschaftlichen Aufsätzen, Dissertationen und Fachbüchern.

Besuchen Sie uns im Internet:

http://www.grin.com/

http://www.facebook.com/grincom

http://www.twitter.com/grin_com

IB Hochschule Stuttgart

Gesundheitswissenschaften

Deskription des Stressphänomens und dessen Effekte auf den menschlichen Körper anhand von Stressmodellen

30.08.2018

Inhaltsverzeichnis

1. Abstract

The following work deals with the phenomenon of stress as a subjective effect on the body, its individual processing and the influence of stressors on the individual. It describes which physiological processes and somatic effects stress in a person has. Furthermore, various stress models from different eras are presented and discussed

2. Einleitung

Den Begriff „Stress" kennt nahezu jeder Mensch und hat schon "Stress" erfahren.

Was aber ist Stress? Es gibt verschiedene Möglichkeiten sich dem Thema "Stress" zu nähern.

"Stress" beschreibt eine evolutionäre bedingte und natürliche Reaktion des Menschen auf diverse Situationen einer subjektiven Bedrohung. In der frühen Geschichte der Menschheit und auch während der weiteren Evolution war es überlebenswichtig in einer gefährlichen Lage zu entrinnen. Zum Überleben schüttet der menschliche Organismus Stresshormone aus, die kurzzeitig die physische Leistungsfähigkeit erhöhen, um in lebensgefährlichen Situationen durch Kampf oder Flucht reagieren zu können. In der heutigen Gesellschaft und im modernen Alltagsleben stellen Kampf und Flucht jedoch kaum noch eine ange-messene Verhaltensweise dar. Wenngleich die Relikte der Urzeit bis zur Gegenwart Ein-fluss haben. Den Menschen in der Gegenwart fehlt oftmals ein Regulationsmechanismus um die einwirkenden Stressoren ab zu puffern. Die Folge ist eine permanente Anspan-nung des gesamten Organismus, welche auf Dauer psychisch und physisch gesundheits-schädlich ist.

Laut einer repräsentativen Umfrage der Techniker Krankenkasse aus dem Jahr 2016 [1] leiden in Deutschland mehr als 60% der Erwachsenen Bevölkerung zumindest "gelegent-lich" unter Stress - nahezu 23 % sogar "häufig". Es zeigt sich auch eine Geschlechter-spezifität. Männer scheinen demnach weniger betroffen zu sein als Frauen. Stress ist kein Phänomen, welches sich auf Erwachsene beschränkt. Auch annähernd 25% der Kinder gaben an, "oft" oder "sehr oft" unter Stress zu leiden. Bei Erwachsenen lassen sich drei große Stressoren unterscheiden: das Berufsleben, hohe Selbsterwartungen und private Auseinandersetzungen. Im Arbeitsprozess werden primär zu lange Arbeitszeiten und ständiger Termindruck als große Stressoren angegeben. Ein Wandel der Arbeitswelt und deren Anforderungen gelten in der Stressforschung ursächlich für die Entstehung von Stress. Charakteristisch für diesen Wandel ist neben einer dauerhaften hohen Arbeitsbelastung vor allem die so genannte "Erosion des Privaten". Darunter werden vor allem die Resultate einer hohen Arbeitsstundenzahl und der Unterwerfung einer permanenten Erreichbarkeit sowie der daraus resultierenden wachsenden Disbalance von Beruf und Privatleben konzentriert.

Eine dauerhafte Stressbelastung protegiert neben den allgemeinen Einschränkungen die Entfaltung konkreter physischer und vor allem psychischer Erkrankungen. Die Aufmerksamkeit richtet sich dabei auf die Verflechtung zwischen Stresslevel und psychischer Erkrankungen wie Angststörungen, Burn-Out oder Depressionen. Steigende Arbeitsunfähigkeitszeiten ursächlich durch psychische Erkrankungen sind schon länger bekannt. Eine wichtige Aufgabe zumindest in der Arbeitswelt wäre eine stärkere Sensibilisierung von Arbeitgebern für die Stressbelastung ihrer Mitarbeiter. [2]

3. Wirkungskaskade von Stress im Körper

Stress hat die unterschiedlichsten Auswirkungen auf den Körper. Der gestresste Mensch zeigt entweder körperliche Reaktionen oder psychische Reaktionen. Auch eine Kombination aus beidem ist möglich. Physiologisch zeigen sich die körperlichen Reaktionen an unterschiedlichen Strukturen des Körpers:

Auf die Muskulatur hat Stress eine Leistungssteigerung durch vermehrte Ausschüttung von Sauerstoff und Nährstoffen zu Folge. Für die Bereitstellung von Energie in Form von so genanntem ATP (Adenosintriphosphat) ist ein komplexes Zusammenspiel von Herz-Kreislauf, Atmung und der inneren Organe notwendig.

Stress hat nicht nur eine Leistungssteigerung der Muskulatur zur Folge, was in der Urzeit notwendig war um vor einer Gefahr zu flüchten, sondern wirkt sich an andere Strukturen hemmend aus. So werden die Funktionen der Verdauungsorgane, der lymphatischen Organe, Antikörper Produktion und Entzündungsreaktionen reduziert. Weiter zeigen sich erhöhte Sudomotorik, Erweiterung der Pupillen, Flüssigkeitsrentention in den Nieren, verminderte Sexualfunktion und eine Kontraktion der Haarbalgmuskulatur, was sich in der Aufrichtung der Körperhaare zeigt - der Mensch bekommt eine "Gänsehaut". Gesteuert wird diese ganze Kaskade über zwei Achsen der Stressverarbeitung. Einmal über die Hypothalamus - Sympathikus - Nebennierenmark Achse und über die Hypothalamus-Hypophysen-Nebennierenrinde Achse.

Bei der Hypothalamus - Sympathikus - Nebennierenmark Achse wird über das Stammhirn das Stresshormon Noradrenalin freigesetzt. Dieses Hormon aktiviert den Sympathikus des

Vegetativen Nervensystems Stresshormone. Der Sympathikus wiederum stimuliert das Nebennierenmark, welches verstärkt Adrenalin frei setzt, welches ins Blut gelangt und dadurch zahlreiche Veränderungen im Körper, unter anderem Herz-Kreislauf und Stoffwechselvorgänge, hervorruft.

Bei länger anhaltender Stresseinwirkung wird der andere Weg der Stressverarbeitung über die Hypothalamus-Hypophysen-Nebennierenrinde Achse aktiviert. Dieser Möglichkeit der Stressverarbeitung wirkt vor allem über die Freisetzung des Stresshormons Cortisol, einem Glukokordikoid. Über Signale aus dem Hypothalamus und der Hypophyse welche zum zentralen Nervensystem des Großhirns gehören wird durch einen Botenstoff die Nebennierenrinde zur Ausschüttung von Cortisol und Adrenalin angeregt. Die beiden Hormone haben dann die gleichen Auswirkung auf die Endorgane wie die Stressverarbeitung über den Weg oben beschriebenen Weg über den Sympathikus. Im optimalen Zustand funktioniert die Verknüpfung zwischen Sympathikus und Parasympathikus ausbalanciert. Die beiden Gegenspieler arbeiten in unserem Körper trotzdem zusammen, und die Hormonausschüttung über die Sympathikus-Achse bei Stresseinwirkung geht durch die folgende entspannende parasympathische Aktivierung wieder zurück.[3] Im Zustand der akuten Stressreaktion oder lebensbedrohlichen Situation ist der Mensch zu maximalen Höchstleistungen fähig. Der Körper bereitet sich auf zwei mögliche Reaktionen bzw. Optionen vor: Angriff oder Flucht. Dies ist ein uraltes Muster, welches von der Urzeit des Menschen bis in die Gegenwart seinen Bestand hat. Welches zu einer Zeit wichtig war, zu der es primär darum ging, den Tag zu überleben. Als Antwort auf Gefahrensituationen bzw. Bedrohungen(z. B. bei der Jagd) gab es damals nur diese beiden Alternativen. [4] Heute gilt es nicht jeden Tag zu überleben und doch ist der Mensch anderen Stressoren ausgesetzt. Wie Stressoren individuell wirken und wie der Mensch mit Stress umgehen und bewältigen kann wird in den folgenden Kapiteln beschrieben.

4. Genesis Stressdisposition

Im vorherigen Kapitel wurde beschrieben mit welchen physiologischen Möglichkeiten der Organismus auf Stress reagiert. Wie der Körper auf die Auslöser reagieren, Reserve-Energiequellen anzapfen oder Entzündungen unterdrücken kann. Wird der kurzfristige Ausnahmezustand ununterbrochen zum Dauerzustand, sind veränderte physische und psychische Veränderungen nur einige der Folgeerscheinungen. In den diversen Forschungsgebieten manifestiert sich immer mehr, dass permanenter Stress auch Folgen für die Hirnentwicklung und dessen Anfälligkeit für Stress– vor allem in der frühen Kindheit und in den reifen Jahren.

Bereits pränatal macht sich anhaltender Stress bemerkbar. Wissenschaftler um die Neurobiologin Djoher Abrous von der Université Victor Segalen Bordeaux in einem Experiment mit Ratten setzten sie die trächtigen Ratten Stressoren aus. Nach der Geburt untersuchten die Forscher die Nebennieren und fanden heraus, dass sie praktisch auf Hochtouren lief. Die Stressachse der Tiere war noch im Mutterleib zum negativen geeicht worden. Postnatal führt psychische Belastung bei Tieren zu ängstlichem oder bedrücktem Verhalten. Ähnlichkeiten sind auch beim Menschen zu entdecken. Hatten die Mütter im Lauf der Schwangerschaft unter Depressionen oder Angstzuständen gelitten, entwickelten die Kinder vermehrt eine hyperaktive Stressachse. Die Kinder hatten Auffälligkeiten in ihrem Sozialverhalten und waren anfälliger für Schlaf- und Angststörungen. [5]

Eine Forschungsgruppe um die Psychiaterin Sonia Lupien von der Université de Montréalin berichtet in einer Überblicksstudie von 2009, dass Kinder durch positive soziale Einflüsse oder elterlicher Pflege und Zuwendung weniger auf Stressoren reagieren. Im Umkehrschluss bedeutet es aber auch, dass sich Eltern die sich nur wenig um ihren Nachwuchs kümmern oder fehlende soziale Kontakte der Kinder psychische Belastung respektive Stress auslösen kann. [6]. Diese prä- bzw. postnatalen und frühkindliche Exposition mit Stress hat nicht nur kurzfristige Konsequenzen, sondern können ein ganzes weitere Leben mitbestimmen und beeinflussen. Die Arbeitsgruppe von Michael Meaney von der kanadischen McGill University in Montreal konnte bereits 2004 in einer Untersuchung mit Ratten feststellten, dass eine glückliche (Ratten-) Kindheit epigenetisch die Stressachse herauf setzt. Die Ratten waren im Laufe ihres Lebens deutlich resistenter gegen Stress

Die Forschungsfrage war nun ob sich die Ergebnisse bei den Ratten auch auf den Menschen übertragen lassen. Das Team um Meaney überprüfte ob ihre Forschungsergebnisse auch für Menschen Gültigkeit haben. Die Forscher untersuchten Suizidopfer, welche als Kind sexuell oder physisch missbraucht worden waren. Die Hypothese des Transfers der Forschungsergebnisse zwischen den Spezies bestätigte sich. Die kanadischen Wissenschaftler konnten beweisen, dass sich traumatische Stresserlebnisse, auch aus frühester Kindheit, in das Genom der Betroffenen unauslöschbar triggern. Damit ist eine Wechselwirkung zwischen Gene und Umwelt nachgewiesen.

5. Prädisposition für Stress

Welche physiologischen Vorgänge im Körper durch Stress hervorgerufen werden, dass Stress kein Phänomen des Erwachsenen ist und den Menschen allen Lebensdekaden beeinflusst wurde schon erörtert. Was aber sind Stressoren und empfinden sie alle Menschen gleich belastend?

In der Fachsprache werden Reize, welche zu einer Stressreaktion beim Menschen führen, Stressoren genannt. Unterschieden werden externe und interne Stressoren. Grundsätzlich kann gesagt werden, dass jeder Mensch Stress anders empfindet und darauf reagiert. Die Forschung versteht unter Stress die Auswirkung von Belastungen oder Beanspruchung auf den Menschen durch äußere und innere Reize. Belastungen können z.b. objektiv sein und an Größe und Zeitraum messbar sein. Diese Reize können einerseits künstlich als auch natürlich sein. Die Stressoren können sowohl somatische oder psychische Auswirkungen haben. Die Beurteilung was individuell als Belastung oder gar als Stimulans empfunden wird, erfolgt rein subjektiv. Tritt ein Ereignis auf, bewertet der Mensch kognitiv, ob das Ereignis für sein Wohlbehagen bedeutsam ist. Weiter wird bewertet welche Ressourcen zur Verfügung stehen um das Ereignis zu meistern. Das Ergebnis dieser Bewertung ist abhängig von den persönlichen Eigenschaften und Erfahrungen im Umgang mit Stress sowie den Denkmustern, der Belastbarkeit und erfahrenen Bewältigungsstrategien zusammen. Kommt es in diesem Prozess zu einer Diskrepanz zwischen einer negativen Bewertung und mangelnder Bewältigungsmöglichkeiten nimmt der Mensch Stress wahr. [7] In dieser Situation werden Abläufe im Körper gestartet, die den Menschen geistig und körperlich widerstandsfähig und leistungsfähig machen sollen um den als Bedrohung empfundenen Stressor zu bewältigen. Zwei Ergebnisse sind möglich: Der Mensch bewältigt die Krise und kommt zu einer Allostase zurück, oder der Mensch findet nicht zu Stabilität und Ruhe zurück. Es kommt zu gesundheitsgefährdenden Dauerstress. Einwirkung von Stressoren erfordern eine Anpassung und werden subjektiv bewertet ob sie positiv, im Sinne einer machbaren Herausforderung, oder negativ, eine unlösbare Überforderung, sind. Der Stresslevel ist abhängig von der Anpassungsfähigkeit einer Person auf deren auf sie einwirkenden Umwelt. [7] Stressoren erfordern eine Anpassung an die jeweilige Situation.

Stressoren lassen sich unterschiedliche Kategorien einteilen. In der Literatur wird u.a. in Katastrophale Stressoren (Naturkatastrophen, Krieg, Verfolgung), Persönliche Stressoren (schwere Erkrankung, Geburt eines Kindes, Verlust von Angehörigen) und Hintergrund Stressoren ("Daily Hassles" / tägliche Ärgernisse, Job und Partnerschaftsprobleme, Lärm) eingeteilt [7] Weitere mögliche Einteilungen wären: Psychische Stressoren (kritische Lebensereignisse, externe Reizüberflutung, Zeitdruck) in Abgrenzung zu physische Stressoren als Stress-Ursache (Lärm, thermische Reize, Krankheiten, Schlafmangel) ergänzen kann man noch soziale Stressoren dazu zählen z.B. verminderte Wertschätzung, Konkurrenzdruck, mangelnde Aufstiegschancen [8] Im folgenden Kapitel wird auf folgende Klassifikation eingegangen: Reaktionsbezogene Stressreaktion (Effekte auf den Organismus), Situationsbezogene Stressreaktion (belastende Umweltereignisse) und Transaktionale Stressreaktion (Interaktion der Systeme Umwelt und Person)

6. Stressmodelle

Wie schon im vorherigen Kapitel erwähnt werden exemplarisch drei verschieden Stressreaktionen respektive Modelle detaillierter beschrieben.

Reaktionsbezogenes Stressmodell

Auch unter dem Namen Kampf- oder Fluchtreaktion oder unter dem englischen Namen Flight-or-Fight bekannt. Der US amerikanische Physiologe W. Cannon beschrieb diese Notfall Reaktion 1915. [9] Diese Modell schildert rasante somatische und psychische Adaption von Lebewesen in essentieller Gefahrensituationen als eine Reaktion auf Stress. Der Körper ist in dieser Situation zu schnellen Kampf- oder Fluchtreaktionen fähig. Eine Aktivierung des vegetativen Nervensystems mit seinen beiden Bestandteilen Sympathikus und Parasympathikus ermöglicht eine autonom gesteuerte Reaktion. Wie auch schon in Kapitel 2 explizit beschrieben sind die Transmitter Adrenalin und Noradrenalin. Dem Organismus dadurch zusätzlich Energie freigesetzt, andere Prozesse des Körpers (Verdauung) werden reduziert. Durch diese autonom gesteuerte Reaktion kann es auch zu Affekthandlungen als unerwünschte Begleiterscheinung kommen. Grundsätzlich laufen Stressreaktionen auf drei Ebenen ab. Eine kognitive-emotionale Reaktion dazu gehören u.a. Versagensängste, innere Unruhe oder Hilflosigkeit. Die behaviorale Reaktion zeigt sich in nervösem Verhalten, Betäubungsaffinität, herabgesetzte Reizschwelle oder unstrukturierte Arbeitsweisen Schließlich die körperliche Reaktion, welche schon in Kapitel 2 beschrieben wurden.[10]

Ein weiteres Stressmodell, welches sich in die Gruppe der Reaktionsbezogenen Modelle eingliedern lässt, ist das Allgemeine Adaptionssyndrom (AAS). [11] Diese von Hans Selye im Jahr 1936 erstmals in seinem Grundgedanken entwickelte Modell ist auch in der englischsprachigen Literatur unter General Adaption Syndrome (GAS) oder schlicht Selye Syndrom bekannt. Ein Modell der Stressreaktion unter der Annahme einer fortdauernden Stressexposition. Sie umfasst drei aufeinander folgende Phasen.

1. Alarmphase

Entspricht einer akuten somatischen Anpassungsreaktion, ausgelöst durch Stresshormone. Durch diese Alarmbereitschaft v.a. durch das Hormon Cortisol führen zu einer erhöhter Aktivität und Leistungsbereitschaft des Körpers. Bei Persistenz des Stressors erfolgt ein fließender Übergang in das Widerstandsstadium.

2. Widerstandsstadium

Am Anschluss an die relativ kurze Alarmphase kommt der Mensch fließend in eine Widerstandsphase. Der Körper ist bestrebt die bedrohlichen Stressoren abzubauen und die ausgeschütteten Stresshormone wieder zu regredieren. Um wieder einen Normalzustand zu erreichen. Dieses Stadium kann nur sehr kurzfristig aufrechterhalten werden. Eine körperliche Reaktion kann die Entstehung von Magengeschwüren sein. Bei Persistenz des Stressors erfolgt ein fließender Übergang in die Erschöpfungsphase

3.Erschöpfungsphase

Sollte sich ein Mensch dauerhaft in einer Situation erhöhter Stressoren Exposition befinden sind Gesundheitsschäden an Körper und Psyche nicht auszuschließen. Fehlfunktionen auf unterschiedlichsten Ebenen sind zu erwarten. Mittelfristig können der muskuloskellatal, emotional, kognitiv, vegetativ, hormonelle und emotionale Störungen auftreten. [12] Diese Störungen können in einer Folgekaskade sich in chronischen Erkrankungen wie z.B. arterielle Hypertonie, Depression bis hin zum Tod manifestieren.

Robert Yerkes und John D. Dodson zeigten schon 1908, dass Stress nicht nur negativ auf Lebewesen einwirken kann. [13] Sie benutzten für ihr Experiment Ratten und kein Menschen und konnten doch zeigen, dass Stress bis zu einem gewissen Grad auch ein positiver Stimulus sein kann. Das Yerkes-Dodson-Gesetz beschreibt die Korrelation von kognitiver Leistungsfähigkeit und differenten allgemeinen Erregungsniveaus. Bei jedem Menschen ist der Leistungsverlauf individuell sehr unterschiedlich. Die potentielle Leistung ist abhängig von der emotionalen Aktiviertheit. Ruft der Mensch sein mögliches Potential nicht ab entsteht eine Leistungslücke - der Mensch bleibt hinter seinen Möglichkeiten zurück. Ist der Grad der emotionalen Aktiviertheit optimal können physische und psychische Spitzenleistungen, wie zum Beispiel im Sportbereich, Prüfungssituationen oder Arbeitsprozess, abgerufen werden. Übersteigt das Erregungsniveau den optimalen Bereich sinkt die Leistung wieder ab. In der grafischen Darstellung in ein Koordinatensystem ergibt sich ein umgekehrt U-förmiger Verlauf. Diese Darstellung wird auch Aktivationsmodell genannt. Einen aktuelleren Ansatz von McEwen aus dem Jahr 2003 führt den Begriff der Allostase [14] in die Reihe der Stressmodelle ein. Allostase beschreibt den Prozess bei Anforderungssituationen respektive Stress durch eine Verhaltensänderung eine Stabilität zu erhalten. Es werden psychologische und physiologische Verhaltensänderungen angewandt. Zunächst in akuten Belastungsphase, idealerweise auch in zukünftigen Belastungsphasen. Diese adaptive Strategie ist körperlich sehr aufreibend und geht mit körperlichen und geistigen Verschleiß einher. [15] Das Allostase Modell geht davon aus, dass sich hoch entwickelte Organismen in Form einer Variabilität auf Lebens- und Umweltbedingungen, die sich ändern, einstellen können. Im Gegensatz zum statischen Homöostase Konzept, zeichnet sich das Allostase Modell durch eine Dynamik aus, wodurch auf zentral neuraler Ebene viel versprechender auf komplexere Stressoren auch im Sinne eine Antizipation reagiert werden kann. McEwan und Wingfield unterscheiden zwei Arten der Allostatischen Antwort. Reaktions Typ 1 tritt ein, wenn es zu einer Diskrepanz zwischen dem tatsächlichen Bedarf an benötigter Vitalität und den zur Verfügung stehenden Ressourcen kommt. Der Körper aktiviert für die Dauer der einwirkenden Stressexposition ein Energiesparprogramm um die Konzentration bzw. Energie zur Stressabwehr und Verarbeitung nutzen zu können. Ist der normale Lebenszyklus wieder erreicht wird der gesamte Organismus wieder mit ausreichend Energie versorgt. Beim 2.Reaktiontyp wird der zu erwartende Energiebedarf die erwartende Ressource übersteigt. Auch bei aktuell ausreichender Vitalität kann diese Reaktion, v.a. bei psychosozialem Stress, auftreten. [16]

Situationsbezogenes Stressmodell

Aus der Idee von Selye des Allgemeinen Adaptionssyndrom (AAS) leitet sich das situationsbezogene Stressmodel ab. Meist wird Stress durch dysphorische Ereignisse interpretiert. Selye und später Janke (1974) betrachteten Stress unspezifisch und nicht ursächlich auf bestimmte Situationen bezogen. Bei Janke können auch euphorische Ereignisse wie z. B. Hochzeit oder Geburt eines Kindes Stress verursachen. Folglich kann auch eine spezifische Situation, negativ wie positiv, Stress verursachen. [17]

Die beiden Psychiater T. Holmes und R. Rahe entwickelten 1967 eine Skala um diversen Ereignissen eine Rangordnung zu geben. Diese Social Readjustment Rating Scale (SRRS) listet 43 realistische Ereignisse auf die auf einen Menschen einwirken können. Den Ereignissen werden Stresswerte von 0 bis 100 zugeordnet. Der Stress ist umso größer, je mehr Lebensbereiche den neu einwirkenden Umständen angepasst werden müssen. [18]

Der Tod eines Ehe- oder Lebenspartners ist hier der höchste Stresswert mit 100. Es folgen Scheidung(73), Trennung der Lebenspartner (65) usw. An unteren Ende der Skala sind folgende Ereignisse zu finden: Urlaub (13), Weihnachten (13) und schließlich geringfügige Gesetzesüberschreitung (11). Die Werte beziehen sich auf die damalige soziogesellschaftliche Situation von 1967 in der z.B. eine Scheidung noch etwas eher außergewöhnliches war und eine Intoleranz innerhalb der Gesellschaft für die Geschiedenen als zusätzlichen Stressor mit sich brachte. Bei einer Scheidungsrate von 37,7 % im Jahr 2017 in der BRD gehören Scheidungen fast zur gesellschaftlichen Norm und der Stressor der Inakzeptanz innerhalb der Gesellschaft wird reduziert sein. Auch andere Stresswerte von 1967 müssten einer Prüfung unterzogen und an aktuelle soziogesellschaftliche Realitäten des 21. Jahrhunderts angepasst werden. [19]

Transaktionales Stressmodell

Der amerikanische Psychologe R. Lazarus veröffentlichte 1984 das Transaktionale Stressmodel. Lazarus sieht in seinem Modell Stress bzw. dessen Einwirkung auf den Menschen als diffizile wechselseitige Interaktionen zwischen den Anforderungen der jeweiligen Situation und der agierenden Person. Das Besondere an diesem Stressmodell ist, dass Lazarus unterscheidet zwischen objektiver und subjektiver Bewertung des betroffenen Menschen. Beim Transaktionalem Stressmodell reagieren die Menschen sehr individuell auf dem gleichen Stressor. Was bei einem Menschen eine sehr starke Stressreaktion auslöst, löst bei einem anderen Menschen, bei gleichen Stressor, keinen oder sehr wenig Stress aus. Vorausgegangene Stressmodelle gingen davon aus, dass die objektive Beschaffenheit der Reize und nicht die subjektive Bewertung durch die betroffene Person für die Stressreaktion relevant sind. Bei beim Lazarischen Modell läuft zwischen einwirkendem Stressor und der individuellen Reaktion darauf, ein auch individueller Bewertungsprozess, ab. [20]Lazarus unterscheidet drei Stufen der Bewertung:

Primäre Bewertung(Primary Appraisal)

Für Lazarus können Situation als positiv, marginal oder bedrohlich respektive stressend bewertet werden. Sollte eine Situation als stressend bewertet werden, kann die betroffene Person weiter abstufen. Ereignisse können als Herausforderung (Challenge), die gelöst werden können, als Bedrohung (Threat) mit prognostischer negativer Veränderung oder als schon eingetretener Schaden oder Verlust (Harm/ Loss)

Sekundäre Bewertung

Bewertet wird individuell, ob mit zur Verfügung stehenden Ressourcen eine Stresssituation bewältigt werden kann. Eine Stressreaktion wird ausgelöst, wenn die vorhandenen Ressourcen als nicht ausreichend bewertet werden. In der Folge wird eine Strategie zur Bewältigung entworfen, welche von kognitive Strukturen und Eigenschaften des einzelnen Menschen abhängt. Diese Bewältigungsstrategien zum Umgang mit Problemen bzw. Stress sind als Coping bekannt. Dieses Coping erlaubt verschiedene Möglichkeiten de r Verhaltensweisen wie z.B. Flucht, Verhaltensänderung, Aggression, Bedingungsänderungen, oder Verleugnung der Situation. Der betroffene Mensch lernt über Erfolg oder Misserfolg der angewandten Bewältigungsstrategie prospektive Stresssituationen zu bewältigen. Neubewertung

Die angewendete Bewältigungsstrategie wird reflektiert und analysiert dadurch ergibt sich die Möglichkeit einer dynamischen Adaption an die neue Situation. Durch diesen Prozess lernt ein Patient, dass eine potentielle Stresssituation keine ernsthafte Bedrohung sondern lediglich eine Herausforderung darstellt. Umgekehrt kann auch einer Herausforderung eine ernsthafte Bedrohung werden, wenn der Mensch keine angemessene Möglichkeit der Bewältigung erkennt. Diese Möglichkeit der Neubewertung (Reappaisal) ist ein Merkmal des Transaktionalen Stressmodells Das Transaktionale Stressmodell unterscheidet auch drei Arten der Stressbewältigung, dem so genannten Coping.

Problemorientiertes Coping

Diese Strategie der Bewältigung knüpft an die eingehenden Reize bzw. der Situation an. Der betroffene Mensch versucht über direkte Aktionen, Suche nach Informationen oder Aktionen komplett zu vermeiden, die Bedrohung zu überstehen oder an die Situation zu adaptieren.

Emotionsorientiertes Coping

Die betroffenen Personen versuchen die emotionale Anspannung wieder auf ein ausgeglichenes Niveau zu reduzieren. Dazu z.B. kann eine positive Kognition „Das Glas ist halb voll und nicht halb leer" führen. Bewertungsorientiertes Coping. 2Bei dieser Strategie ist es notwendig verschiedene Lösungsansätze aus anderen Coping Strategien einfließen zu lassen. Soll eine Bedrohung als Herausforderung eingestuft werden, muss ein konkreter Lösungsansatz, wie beim problemorientierten Coping, gefunden werden. Durch diese Neubewertung werden neue Ressourcen frei um eine existentielle Bedrohung zu bewältigen [21]

7. Resümee

Stress in seinen verschieden Formen und Ausprägungen ist per se nichts negatives. Stress trug von prähistorischer Zeit an durch seine Existenz nachhaltig zum Überleben der menschlichen Spezies bei. Dieses Alarmsystem des Körpers ist durch die Evolution bis heute verankert. In den heutigen Gesellschaften besitzt Stress ein negatives Attribut. Wer nicht stressresistent ist, ist nicht leistungsfähig und nicht produktiv. Dabei kann Stress bis zu einem gewissen Niveau leistungsförderlich sein. Das Problem der Justierung ist die individuelle Stressachse, welche schon zum Teil Pränatal und dann in der Reifung zum Erwachsenen geeicht wird. Stress ist daher auch ein sehr individuelles Phänomen, d.h. jeder Mensch reagiert auf Stressexpositionen unterschiedlich und verarbeitet die Reize unterschiedlich. Modelle einer Kategorisierung wir bei Rahe/Holmes bedürfen einer Anpassung an die gegenwärtigen sozio-gesellschaftlichen Strukturen. Auch der Transfer von wissenschaftlichen Ergebnissen an Ratten auf den Menschen wie es Selyes zur Konstruktion seines Stressmodells gemacht hatte, erfordert eine neue und kritische wissenschaftlichen Diskussion. Eines haben die ausgesuchten und vorgestellten Modelle gemeinsam: Einwirkender Stress bewirkt immer eine Reaktion respektive eine Antwort., ob es eine körperliche wie bei Cannon, eine psychische, welche zu Depressionen bis hin zum Tod oder eine Coping Strategie ist. Weiter Stressmodelle könnten diskutiert werden, zeigt es doch auch wie mannigfaltig das Thema Stress ist. Gelegentlich bedarf es keinen Stressor von außen, sondern die Person regiert inhärent auf Stress indem die Messlatte des eigenen Anspruchs zu hoch gelegt wird. Die beste Stressresistenz bietet immer noch eine gute Resilienz, was aber ein Thema für eine andere Arbeit wäre.

8. Literaturverzeichnis

1   Statista - Das Statistik Portal unter:
    https://de.statista.com/statistik/daten/studie/282555/umfrage/umfrage-zur-
    verbreitung-von-stress-in-deutschland/ Zugriff am 02.08.2018

2   Techniker Krankenkasse unter:
    https://www.tk.de/resource/blob/2026630/9154e4c71766c410dc859916aa798217/tk
    -stressstudie-2016-data.pdf Zugriff am 02.08.2018

    Statista – Das Statistik Portal unter: Dossier unter:
    https://de.statista.com/statistik/studie/id/19354/dokument/verbreitung-von-stress-in-
    deutschland/ Zugriff am 02.08.18

3   Christine Kentzler, Julia Richter, Stressmanagement. Das Kienbaum Trainingspro-
    gramm Haufe-Lexware GmbH & Co. KG 1. Auflage 2010 S. 15f

4   Knoll, Scholz, Rieckmann (2017) Einführung Gesundheitspsychologie, UTB Band
    Ernst Reinhardt Verlag 4. Auflage S.85f

5   Lemaire, V. et al.(2017) Prenatal Stress Produces Learning Deficits Associated with
    an Inhibition of Neurogenesis in the Hippocampus. In: Proceedings of the National
    Academy of Sciences 97, S. 11032–11037, 2000.

6   Lupien, S. et al. (2009) Effects of Stress Throughout the Lifespan on the Brain, Be-
    haviour and Cognition. In: Nature Reviews Neuroscience 10, S. 434–445,
    Spektrum der Wissenschaft unter : https://www.spektrum.de/news/dauernd-unter-
    strom/996220 Zugriff am 05.08.2018

7   Anne-Kathrin Fuchs (2013) Das Phänomen Stress MediClin Reha-Zentrum Gerns-
    bach unter:
    https://www.mediclin.de/Portaldata/24/Resources/pdf_cp/downloadrubrik/reha-
    zentrum_gernsbach/alle_pdfs/Stress_Gernsbach.pdf Zugriff am 05.08.2018

8   Dilara Tunc (2017) Ratgeber zur Stressbewältigung Teil 8 Stressoren II unter:
    https://sportakademie-richter.de/ratgeber-zur-stressbewaeltigung-teil-8-stressoren
    ii/ Zugriff am 05.08.2018

9   Dr Joachim Bensel, (1999) Kampf-oder-Flucht-Reaktion Lexikon der Biologie
    Spektrum Akademischer Verlag Online-Ausgabe. Unter:

https://www.spektrum.de/lexikon/biologie/kampf-oder-flucht-reaktion/35305 Zugriff am 06.08.2018

Walter B. Cannon, (1975) Wut, Hunger, Angst und Schmerz: eine Physiologie der Emotionen. Aus dem. Englischen. übersetzt. Helmut Junker. Herausgeber. von Thure von Uexküll. Urban und Schwarzenberg, München / Berlin / Wien 1975. Erste englische. Ausgabe 1915

10   Prof. Dr. Gerd Kaluza. (2004). Stressbewältigung. Trainingsmanual zur psycholo gischen Gesundheitsförderung. Heidelberg: Springer 4. Auflage 2018 S 18f
Dr. Wolfgang Schäberle Skript Modul Bio-psycho-soziale Konzepte und Methoden Modul II, IB Hochschule Stuttgart 2018

11   Dr. Götz Fabry (2012) Vorlesung Medizinische Psychologie 05.12.2012: Stress I: Psychophysiologische Aspekte Unter : www.medpsych.uni-frei burg.de/skripts/stress.pdf Zugriff am 06.08.2018
Willibald Pschyrembel (2007) Medizinisches Wörterbuch Eintrag Anpassung-syndrom, allgemeines Walter de Gruyter 261. Auflage 2007 S 94

12   Friedeman W. Nerdinger, Gerhard Blickle, Niclas.Schaper: (2014) Arbeits- und Organisationspsychologie, Berlin Heidelberg Springer 3. Auflage S. 523 f
Prof. Dr. Toni Faltermaier (2005) Gesundheitspsychologie W. Kohlhammer Verlag 2005 2. Auflage S. 86f

13   Robert M. Yerkes, John D. Dodson, The relation of strength of stimulus to rapidity of habit-formation. Journal of Comparative Neurology and Psychology (1908) Unter:
http://www.viriya.net/jabref/the_relation_of_strength_of_stimulus_to_rapidity_of_ha bit-formation.pdf S. 459-482 Zugriff am 06.08.2018

14   Peter Sterling, Joseph Eyer (1988) Allostasis: a new paradigm to explain arousal pathology. In: Shirley Fisher, James Reason (Herausgeber) Handbook of life stress, cognition and health, Wiley & Sons, New York, 1988, S. 631–651.Unter:
http://retina.anatomy.upenn.edu/pdfiles/5446.pdf Zugriff am 06.08.2018

Bruce S. McEwen, John C. Wingfield (2003) The concept of allostasis in biology and biomedicine Hormones and Behavior 43 (2003) Academic Press S. 2–1 Unter:

https://pdfs.semanticscholar.org/f0e5/8ab853ba27ae924cf11813a924bd69c72f65.
pdf Zugriff am 06.08.2018

15   Peter Sterling, Joseph Eyer (1988) Allostasis: A new paradigm to explain arousal
      pathology. In: Shirley Fisher, James Reason (Herausgeber) Handbook of life stress,
      cognition and health, Wiley & Sons, New York, 1988, S. 631–651.Unter:
      http://retina.anatomy.upenn.edu/pdfiles/5446.pdf Zugriff am 06.08.2018

      Peter Sterling (2012) Allostasis: A model of predictive regulation. Physiology &
      Behavior 106 (2012) S 5–15. Unter:
      https://www.researchgate.net/publication/51229788_Allostasis_A_Model_of_Predic
      tive_Regulation Zugriff am 06.08.2018

16   Bruce S. McEwen, John C. Wingfield (2003) The concept of allostasis in biology
      and biomedicine Hormones and Behavior 43 (2003) Academic Press S. 2–1 Unter:
      https://pdfs.semanticscholar.org/f0e5/8ab853ba27ae924cf11813a924bd69c72f65.p
      df Zugriff am 06.08.2018

17   Lawrence Pervin & Michael Lewis (1978) Perspectives in international psychology.
      New York Plenum Press. Springer US
      Hans Selye, (1956) The stress of life New York: McGraw-Hill. S. 29 f

18   T. Holmes, R. Rahe (1967) The Social Readjustment Rating Scale. In Journal of
      Psychosomatic Research. Volume 11, Nr. 2, 1967, S.213–218 Unter:
      https://en.wikipedia.org/wiki/Holmes_and_Rahe_stress_scale Zugriff am
      11.08.2018

19   Statista - Das Statistik Portal unter:
      https://de.statista.com/statistik/daten/studie/76211/umfrage/scheidungsquote-von-
      1960-bis-2008 Zugriff am 11.08.2018

20   Richard S. Lazarus (1991) Emotion and Adaptation Oxford University Press, New
      York , S. 89f
      Richard S. Lazarus (1999) Stress and Emotion. A new Synthesis. Free Association
      Books London S.27f

21   Richard S. Lazarus: (1999) Stress and Emotion. A new Synthesis. Free
      Association Books London S.77f
      Renee F. Lyons (2004) Zukünftige Herausforderungen für Theorie und Praxis von
      gemeinsamer Stressbewältigung. In: Petra Buchwald, Christine Schwarzer, Stevan
      E. Hobfoll (Hrsg.): Stress gemeinsam bewältigen. Ressourcenmanagement und
      multiaxiales   Coping. Hogrefe, Göttingen u. a. 2004, ISBN 3-8017-1679-1, S. 199–
      204.

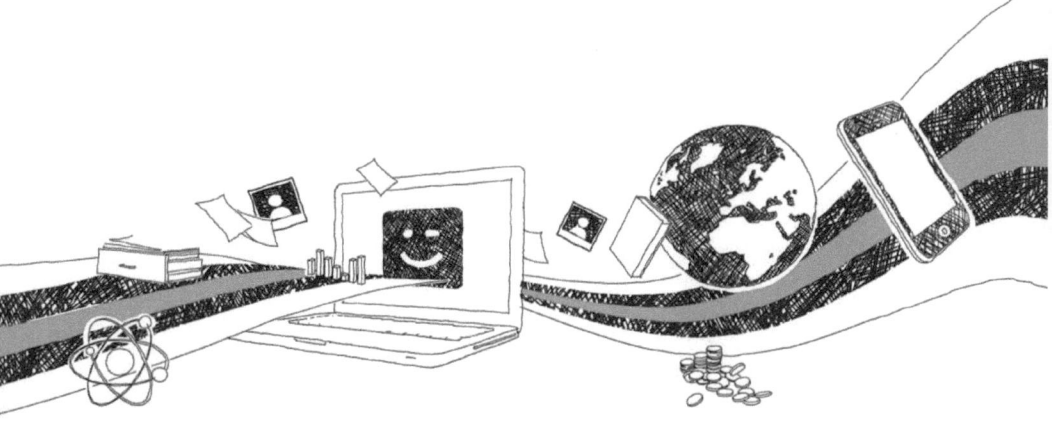
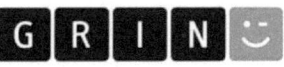